Habit Tracker

Month ____________________

Year ____________________

Day																
1																
2																
3																
4																
5																
6																
7																
8																
9																
10																
11																
12																
13																
14																
15																
16																
17																
18																
19																
20																
21																
22																
23																
24																
25																
26																
27																
28																
29																
30																
31																

Habit Tracker

Month ____________

Year ____________

Day																
1																
2																
3																
4																
5																
6																
7																
8																
9																
10																
11																
12																
13																
14																
15																
16																
17																
18																
19																
20																
21																
22																
23																
24																
25																
26																
27																
28																
29																
30																
31																

Habit Tracker

Month ______________

Year ______________

Day																
1																
2																
3																
4																
5																
6																
7																
8																
9																
10																
11																
12																
13																
14																
15																
16																
17																
18																
19																
20																
21																
22																
23																
24																
25																
26																
27																
28																
29																
30																
31																

Habit Tracker

Month ____________________

Year ____________________

Day																
1																
2																
3																
4																
5																
6																
7																
8																
9																
10																
11																
12																
13																
14																
15																
16																
17																
18																
19																
20																
21																
22																
23																
24																
25																
26																
27																
28																
29																
30																
31																

Habit Tracker

Month ______________

Year ______________

Day																
1																
2																
3																
4																
5																
6																
7																
8																
9																
10																
11																
12																
13																
14																
15																
16																
17																
18																
19																
20																
21																
22																
23																
24																
25																
26																
27																
28																
29																
30																
31																

Habit Tracker

Month ________________

Year ________________

Day																
1																
2																
3																
4																
5																
6																
7																
8																
9																
10																
11																
12																
13																
14																
15																
16																
17																
18																
19																
20																
21																
22																
23																
24																
25																
26																
27																
28																
29																
30																
31																

Habit Tracker

Month ____________

Year ____________

Day																
1																
2																
3																
4																
5																
6																
7																
8																
9																
10																
11																
12																
13																
14																
15																
16																
17																
18																
19																
20																
21																
22																
23																
24																
25																
26																
27																
28																
29																
30																
31																

Habit Tracker

Month ____________

Year ____________

Day																
1																
2																
3																
4																
5																
6																
7																
8																
9																
10																
11																
12																
13																
14																
15																
16																
17																
18																
19																
20																
21																
22																
23																
24																
25																
26																
27																
28																
29																
30																
31																

Habit Tracker

Month ______________

Year ______________

Day																
1																
2																
3																
4																
5																
6																
7																
8																
9																
10																
11																
12																
13																
14																
15																
16																
17																
18																
19																
20																
21																
22																
23																
24																
25																
26																
27																
28																
29																
30																
31																

Habit Tracker

Month ____________________

Year ____________________

Day																
1																
2																
3																
4																
5																
6																
7																
8																
9																
10																
11																
12																
13																
14																
15																
16																
17																
18																
19																
20																
21																
22																
23																
24																
25																
26																
27																
28																
29																
30																
31																

Habit Tracker

Month ____________

Year ____________

Day																
1																
2																
3																
4																
5																
6																
7																
8																
9																
10																
11																
12																
13																
14																
15																
16																
17																
18																
19																
20																
21																
22																
23																
24																
25																
26																
27																
28																
29																
30																
31																

Habit Tracker

Month ____________________

Year ____________________

Day																
1																
2																
3																
4																
5																
6																
7																
8																
9																
10																
11																
12																
13																
14																
15																
16																
17																
18																
19																
20																
21																
22																
23																
24																
25																
26																
27																
28																
29																
30																
31																

Habit Tracker

Month ____________

Year ____________

Day																
1																
2																
3																
4																
5																
6																
7																
8																
9																
10																
11																
12																
13																
14																
15																
16																
17																
18																
19																
20																
21																
22																
23																
24																
25																
26																
27																
28																
29																
30																
31																

Habit Tracker

Month ______________

Year ______________

Day																
1																
2																
3																
4																
5																
6																
7																
8																
9																
10																
11																
12																
13																
14																
15																
16																
17																
18																
19																
20																
21																
22																
23																
24																
25																
26																
27																
28																
29																
30																
31																

Habit Tracker

Month ______________

Year ______________

Day																
1																
2																
3																
4																
5																
6																
7																
8																
9																
10																
11																
12																
13																
14																
15																
16																
17																
18																
19																
20																
21																
22																
23																
24																
25																
26																
27																
28																
29																
30																
31																

Habit Tracker

Month ____________________

Year ____________________

Day																
1																
2																
3																
4																
5																
6																
7																
8																
9																
10																
11																
12																
13																
14																
15																
16																
17																
18																
19																
20																
21																
22																
23																
24																
25																
26																
27																
28																
29																
30																
31																

Habit Tracker

Month ____________

Year ____________

Day																
1																
2																
3																
4																
5																
6																
7																
8																
9																
10																
11																
12																
13																
14																
15																
16																
17																
18																
19																
20																
21																
22																
23																
24																
25																
26																
27																
28																
29																
30																
31																

Habit Tracker

Month ______________

Year ______________

Day																
1																
2																
3																
4																
5																
6																
7																
8																
9																
10																
11																
12																
13																
14																
15																
16																
17																
18																
19																
20																
21																
22																
23																
24																
25																
26																
27																
28																
29																
30																
31																

Habit Tracker

Month ____________________

Year ____________________

Day																
1																
2																
3																
4																
5																
6																
7																
8																
9																
10																
11																
12																
13																
14																
15																
16																
17																
18																
19																
20																
21																
22																
23																
24																
25																
26																
27																
28																
29																
30																
31																

Habit Tracker

Month ____________________

Year ____________________

Day																
1																
2																
3																
4																
5																
6																
7																
8																
9																
10																
11																
12																
13																
14																
15																
16																
17																
18																
19																
20																
21																
22																
23																
24																
25																
26																
27																
28																
29																
30																
31																

Habit Tracker

Month ______________

Year ______________

Day																
1																
2																
3																
4																
5																
6																
7																
8																
9																
10																
11																
12																
13																
14																
15																
16																
17																
18																
19																
20																
21																
22																
23																
24																
25																
26																
27																
28																
29																
30																
31																

Habit Tracker

Month ____________________

Year ____________________

Day																
1																
2																
3																
4																
5																
6																
7																
8																
9																
10																
11																
12																
13																
14																
15																
16																
17																
18																
19																
20																
21																
22																
23																
24																
25																
26																
27																
28																
29																
30																
31																

Habit Tracker

Month ____________

Year ____________

Day																
1																
2																
3																
4																
5																
6																
7																
8																
9																
10																
11																
12																
13																
14																
15																
16																
17																
18																
19																
20																
21																
22																
23																
24																
25																
26																
27																
28																
29																
30																
31																

Habit Tracker

Month ____________________

Year ____________________

Day																
1																
2																
3																
4																
5																
6																
7																
8																
9																
10																
11																
12																
13																
14																
15																
16																
17																
18																
19																
20																
21																
22																
23																
24																
25																
26																
27																
28																
29																
30																
31																

Habit Tracker

Month ____________

Year ____________

Day																
1																
2																
3																
4																
5																
6																
7																
8																
9																
10																
11																
12																
13																
14																
15																
16																
17																
18																
19																
20																
21																
22																
23																
24																
25																
26																
27																
28																
29																
30																
31																

Habit Tracker

Month ____________________

Year ____________________

Day																
1																
2																
3																
4																
5																
6																
7																
8																
9																
10																
11																
12																
13																
14																
15																
16																
17																
18																
19																
20																
21																
22																
23																
24																
25																
26																
27																
28																
29																
30																
31																

Habit Tracker

Month ________________

Year ________________

Day																
1																
2																
3																
4																
5																
6																
7																
8																
9																
10																
11																
12																
13																
14																
15																
16																
17																
18																
19																
20																
21																
22																
23																
24																
25																
26																
27																
28																
29																
30																
31																

Habit Tracker

Month ______________

Year ______________

Day																
1																
2																
3																
4																
5																
6																
7																
8																
9																
10																
11																
12																
13																
14																
15																
16																
17																
18																
19																
20																
21																
22																
23																
24																
25																
26																
27																
28																
29																
30																
31																

Habit Tracker

Month ____________________

Year ____________________

Day																
1																
2																
3																
4																
5																
6																
7																
8																
9																
10																
11																
12																
13																
14																
15																
16																
17																
18																
19																
20																
21																
22																
23																
24																
25																
26																
27																
28																
29																
30																
31																

Habit Tracker

Month ____________________

Year ____________________

Day																
1																
2																
3																
4																
5																
6																
7																
8																
9																
10																
11																
12																
13																
14																
15																
16																
17																
18																
19																
20																
21																
22																
23																
24																
25																
26																
27																
28																
29																
30																
31																

Habit Tracker

Month ____________________

Year ____________________

Day																
1																
2																
3																
4																
5																
6																
7																
8																
9																
10																
11																
12																
13																
14																
15																
16																
17																
18																
19																
20																
21																
22																
23																
24																
25																
26																
27																
28																
29																
30																
31																

Habit Tracker

Month ______________

Year ______________

Day																
1																
2																
3																
4																
5																
6																
7																
8																
9																
10																
11																
12																
13																
14																
15																
16																
17																
18																
19																
20																
21																
22																
23																
24																
25																
26																
27																
28																
29																
30																
31																

Habit Tracker

Month ____________________

Year ____________________

Day																
1																
2																
3																
4																
5																
6																
7																
8																
9																
10																
11																
12																
13																
14																
15																
16																
17																
18																
19																
20																
21																
22																
23																
24																
25																
26																
27																
28																
29																
30																
31																

Habit Tracker

Month ____________

Year ____________

Day																
1																
2																
3																
4																
5																
6																
7																
8																
9																
10																
11																
12																
13																
14																
15																
16																
17																
18																
19																
20																
21																
22																
23																
24																
25																
26																
27																
28																
29																
30																
31																

Habit Tracker

Month ____________________

Year ____________________

Day																
1																
2																
3																
4																
5																
6																
7																
8																
9																
10																
11																
12																
13																
14																
15																
16																
17																
18																
19																
20																
21																
22																
23																
24																
25																
26																
27																
28																
29																
30																
31																

Habit Tracker

Month ____________________

Year ____________________

Day																
1																
2																
3																
4																
5																
6																
7																
8																
9																
10																
11																
12																
13																
14																
15																
16																
17																
18																
19																
20																
21																
22																
23																
24																
25																
26																
27																
28																
29																
30																
31																

Habit Tracker

Month ____________

Year ____________

Day																
1																
2																
3																
4																
5																
6																
7																
8																
9																
10																
11																
12																
13																
14																
15																
16																
17																
18																
19																
20																
21																
22																
23																
24																
25																
26																
27																
28																
29																
30																
31																

Habit Tracker

Month ______________

Year ______________

Day																
1																
2																
3																
4																
5																
6																
7																
8																
9																
10																
11																
12																
13																
14																
15																
16																
17																
18																
19																
20																
21																
22																
23																
24																
25																
26																
27																
28																
29																
30																
31																

Habit Tracker

Month ____________________

Year ____________________

Day																
1																
2																
3																
4																
5																
6																
7																
8																
9																
10																
11																
12																
13																
14																
15																
16																
17																
18																
19																
20																
21																
22																
23																
24																
25																
26																
27																
28																
29																
30																
31																

Habit Tracker

Month ____________________

Year ____________________

Day																
1																
2																
3																
4																
5																
6																
7																
8																
9																
10																
11																
12																
13																
14																
15																
16																
17																
18																
19																
20																
21																
22																
23																
24																
25																
26																
27																
28																
29																
30																
31																

Habit Tracker

Month ______________________

Year ______________________

Day																
1																
2																
3																
4																
5																
6																
7																
8																
9																
10																
11																
12																
13																
14																
15																
16																
17																
18																
19																
20																
21																
22																
23																
24																
25																
26																
27																
28																
29																
30																
31																

Habit Tracker

Month ____________________

Year ____________________

Day																
1																
2																
3																
4																
5																
6																
7																
8																
9																
10																
11																
12																
13																
14																
15																
16																
17																
18																
19																
20																
21																
22																
23																
24																
25																
26																
27																
28																
29																
30																
31																

Habit Tracker

Month ____________________

Year ____________________

Day																
1																
2																
3																
4																
5																
6																
7																
8																
9																
10																
11																
12																
13																
14																
15																
16																
17																
18																
19																
20																
21																
22																
23																
24																
25																
26																
27																
28																
29																
30																
31																

Habit Tracker

Month ____________________

Year ____________________

Day																
1																
2																
3																
4																
5																
6																
7																
8																
9																
10																
11																
12																
13																
14																
15																
16																
17																
18																
19																
20																
21																
22																
23																
24																
25																
26																
27																
28																
29																
30																
31																

Habit Tracker

Month ______________________

Year ______________________

Day																
1																
2																
3																
4																
5																
6																
7																
8																
9																
10																
11																
12																
13																
14																
15																
16																
17																
18																
19																
20																
21																
22																
23																
24																
25																
26																
27																
28																
29																
30																
31																

Habit Tracker

Month ____________________

Year ____________________

Day																
1																
2																
3																
4																
5																
6																
7																
8																
9																
10																
11																
12																
13																
14																
15																
16																
17																
18																
19																
20																
21																
22																
23																
24																
25																
26																
27																
28																
29																
30																
31																

Habit Tracker

Month ____________________

Year ____________________

Day																
1																
2																
3																
4																
5																
6																
7																
8																
9																
10																
11																
12																
13																
14																
15																
16																
17																
18																
19																
20																
21																
22																
23																
24																
25																
26																
27																
28																
29																
30																
31																

Habit Tracker

Month ____________________

Year ____________________

Day																
1																
2																
3																
4																
5																
6																
7																
8																
9																
10																
11																
12																
13																
14																
15																
16																
17																
18																
19																
20																
21																
22																
23																
24																
25																
26																
27																
28																
29																
30																
31																

Habit Tracker

Month ______________

Year ______________

Day																
1																
2																
3																
4																
5																
6																
7																
8																
9																
10																
11																
12																
13																
14																
15																
16																
17																
18																
19																
20																
21																
22																
23																
24																
25																
26																
27																
28																
29																
30																
31																

Habit Tracker

Month ____________________

Year ____________________

Day																
1																
2																
3																
4																
5																
6																
7																
8																
9																
10																
11																
12																
13																
14																
15																
16																
17																
18																
19																
20																
21																
22																
23																
24																
25																
26																
27																
28																
29																
30																
31																

Habit Tracker

Month ____________________

Year ____________________

Day																
1																
2																
3																
4																
5																
6																
7																
8																
9																
10																
11																
12																
13																
14																
15																
16																
17																
18																
19																
20																
21																
22																
23																
24																
25																
26																
27																
28																
29																
30																
31																

Habit Tracker

Month ____________________

Year ____________________

Day																
1																
2																
3																
4																
5																
6																
7																
8																
9																
10																
11																
12																
13																
14																
15																
16																
17																
18																
19																
20																
21																
22																
23																
24																
25																
26																
27																
28																
29																
30																
31																

Habit Tracker

Month ____________________

Year ____________________

Day																
1																
2																
3																
4																
5																
6																
7																
8																
9																
10																
11																
12																
13																
14																
15																
16																
17																
18																
19																
20																
21																
22																
23																
24																
25																
26																
27																
28																
29																
30																
31																

Habit Tracker

Month ____________________

Year ____________________

Day																
1																
2																
3																
4																
5																
6																
7																
8																
9																
10																
11																
12																
13																
14																
15																
16																
17																
18																
19																
20																
21																
22																
23																
24																
25																
26																
27																
28																
29																
30																
31																

Habit Tracker

Month ____________________

Year ____________________

Day																
1																
2																
3																
4																
5																
6																
7																
8																
9																
10																
11																
12																
13																
14																
15																
16																
17																
18																
19																
20																
21																
22																
23																
24																
25																
26																
27																
28																
29																
30																
31																

Habit Tracker

Month ______________

Year ______________

Day																
1																
2																
3																
4																
5																
6																
7																
8																
9																
10																
11																
12																
13																
14																
15																
16																
17																
18																
19																
20																
21																
22																
23																
24																
25																
26																
27																
28																
29																
30																
31																

Habit Tracker

Month ____________________

Year ____________________

Day																
1																
2																
3																
4																
5																
6																
7																
8																
9																
10																
11																
12																
13																
14																
15																
16																
17																
18																
19																
20																
21																
22																
23																
24																
25																
26																
27																
28																
29																
30																
31																

Habit Tracker

Month ______________

Year ______________

Day																
1																
2																
3																
4																
5																
6																
7																
8																
9																
10																
11																
12																
13																
14																
15																
16																
17																
18																
19																
20																
21																
22																
23																
24																
25																
26																
27																
28																
29																
30																
31																

Habit Tracker

Month ____________________

Year ____________________

Day															
1															
2															
3															
4															
5															
6															
7															
8															
9															
10															
11															
12															
13															
14															
15															
16															
17															
18															
19															
20															
21															
22															
23															
24															
25															
26															
27															
28															
29															
30															
31															

Habit Tracker

Month ________________

Year ________________

Day																
1																
2																
3																
4																
5																
6																
7																
8																
9																
10																
11																
12																
13																
14																
15																
16																
17																
18																
19																
20																
21																
22																
23																
24																
25																
26																
27																
28																
29																
30																
31																

Habit Tracker

Month ____________________

Year ____________________

Day																
1																
2																
3																
4																
5																
6																
7																
8																
9																
10																
11																
12																
13																
14																
15																
16																
17																
18																
19																
20																
21																
22																
23																
24																
25																
26																
27																
28																
29																
30																
31																

Habit Tracker

Month ________________

Year ________________

Day																
1																
2																
3																
4																
5																
6																
7																
8																
9																
10																
11																
12																
13																
14																
15																
16																
17																
18																
19																
20																
21																
22																
23																
24																
25																
26																
27																
28																
29																
30																
31																

Habit Tracker

Month ____________

Year ____________

Day																
1																
2																
3																
4																
5																
6																
7																
8																
9																
10																
11																
12																
13																
14																
15																
16																
17																
18																
19																
20																
21																
22																
23																
24																
25																
26																
27																
28																
29																
30																
31																

Habit Tracker

Month ______________

Year ______________

Day																
1																
2																
3																
4																
5																
6																
7																
8																
9																
10																
11																
12																
13																
14																
15																
16																
17																
18																
19																
20																
21																
22																
23																
24																
25																
26																
27																
28																
29																
30																
31																

Habit Tracker

Month ______________

Year ______________

Day																
1																
2																
3																
4																
5																
6																
7																
8																
9																
10																
11																
12																
13																
14																
15																
16																
17																
18																
19																
20																
21																
22																
23																
24																
25																
26																
27																
28																
29																
30																
31																

Habit Tracker

Month ____________

Year ____________

Day																
1																
2																
3																
4																
5																
6																
7																
8																
9																
10																
11																
12																
13																
14																
15																
16																
17																
18																
19																
20																
21																
22																
23																
24																
25																
26																
27																
28																
29																
30																
31																

Habit Tracker

Month ____________________

Year ____________________

Day																
1																
2																
3																
4																
5																
6																
7																
8																
9																
10																
11																
12																
13																
14																
15																
16																
17																
18																
19																
20																
21																
22																
23																
24																
25																
26																
27																
28																
29																
30																
31																

Habit Tracker

Month ____________________

Year ____________________

Day																
1																
2																
3																
4																
5																
6																
7																
8																
9																
10																
11																
12																
13																
14																
15																
16																
17																
18																
19																
20																
21																
22																
23																
24																
25																
26																
27																
28																
29																
30																
31																

Habit Tracker

Month ______________________

Year ______________________

Day																
1																
2																
3																
4																
5																
6																
7																
8																
9																
10																
11																
12																
13																
14																
15																
16																
17																
18																
19																
20																
21																
22																
23																
24																
25																
26																
27																
28																
29																
30																
31																

Habit Tracker

Month ____________________

Year ____________________

Day																
1																
2																
3																
4																
5																
6																
7																
8																
9																
10																
11																
12																
13																
14																
15																
16																
17																
18																
19																
20																
21																
22																
23																
24																
25																
26																
27																
28																
29																
30																
31																

Habit Tracker

Month ______________

Year ______________

Day															
1															
2															
3															
4															
5															
6															
7															
8															
9															
10															
11															
12															
13															
14															
15															
16															
17															
18															
19															
20															
21															
22															
23															
24															
25															
26															
27															
28															
29															
30															
31															

Habit Tracker

Month ______________

Year ______________

Day																
1																
2																
3																
4																
5																
6																
7																
8																
9																
10																
11																
12																
13																
14																
15																
16																
17																
18																
19																
20																
21																
22																
23																
24																
25																
26																
27																
28																
29																
30																
31																

Habit Tracker

Month ____________________

Year ____________________

Day																
1																
2																
3																
4																
5																
6																
7																
8																
9																
10																
11																
12																
13																
14																
15																
16																
17																
18																
19																
20																
21																
22																
23																
24																
25																
26																
27																
28																
29																
30																
31																

Habit Tracker

Month ____________________

Year ____________________

Day																
1																
2																
3																
4																
5																
6																
7																
8																
9																
10																
11																
12																
13																
14																
15																
16																
17																
18																
19																
20																
21																
22																
23																
24																
25																
26																
27																
28																
29																
30																
31																

Habit Tracker

Month ____________________

Year ____________________

Day																
1																
2																
3																
4																
5																
6																
7																
8																
9																
10																
11																
12																
13																
14																
15																
16																
17																
18																
19																
20																
21																
22																
23																
24																
25																
26																
27																
28																
29																
30																
31																

Habit Tracker

Month ____________________

Year ____________________

Day																
1																
2																
3																
4																
5																
6																
7																
8																
9																
10																
11																
12																
13																
14																
15																
16																
17																
18																
19																
20																
21																
22																
23																
24																
25																
26																
27																
28																
29																
30																
31																

Habit Tracker

Month ____________________

Year ____________________

Day																
1																
2																
3																
4																
5																
6																
7																
8																
9																
10																
11																
12																
13																
14																
15																
16																
17																
18																
19																
20																
21																
22																
23																
24																
25																
26																
27																
28																
29																
30																
31																

Habit Tracker

Month ____________________

Year ____________________

Day																
1																
2																
3																
4																
5																
6																
7																
8																
9																
10																
11																
12																
13																
14																
15																
16																
17																
18																
19																
20																
21																
22																
23																
24																
25																
26																
27																
28																
29																
30																
31																

Habit Tracker

Month ____________________

Year ____________________

Day																
1																
2																
3																
4																
5																
6																
7																
8																
9																
10																
11																
12																
13																
14																
15																
16																
17																
18																
19																
20																
21																
22																
23																
24																
25																
26																
27																
28																
29																
30																
31																

Habit Tracker

Month ____________

Year ____________

Day																
1																
2																
3																
4																
5																
6																
7																
8																
9																
10																
11																
12																
13																
14																
15																
16																
17																
18																
19																
20																
21																
22																
23																
24																
25																
26																
27																
28																
29																
30																
31																

Habit Tracker

Month ______________

Year ______________

Day																
1																
2																
3																
4																
5																
6																
7																
8																
9																
10																
11																
12																
13																
14																
15																
16																
17																
18																
19																
20																
21																
22																
23																
24																
25																
26																
27																
28																
29																
30																
31																

Habit Tracker

Month ______________

Year ______________

Day																
1																
2																
3																
4																
5																
6																
7																
8																
9																
10																
11																
12																
13																
14																
15																
16																
17																
18																
19																
20																
21																
22																
23																
24																
25																
26																
27																
28																
29																
30																
31																

Habit Tracker

Month ______________________

Year ______________________

Day																
1																
2																
3																
4																
5																
6																
7																
8																
9																
10																
11																
12																
13																
14																
15																
16																
17																
18																
19																
20																
21																
22																
23																
24																
25																
26																
27																
28																
29																
30																
31																

Habit Tracker

Month ______________

Year ______________

Day																
1																
2																
3																
4																
5																
6																
7																
8																
9																
10																
11																
12																
13																
14																
15																
16																
17																
18																
19																
20																
21																
22																
23																
24																
25																
26																
27																
28																
29																
30																
31																

Habit Tracker

Month ____________________

Year ____________________

Day																
1																
2																
3																
4																
5																
6																
7																
8																
9																
10																
11																
12																
13																
14																
15																
16																
17																
18																
19																
20																
21																
22																
23																
24																
25																
26																
27																
28																
29																
30																
31																

Habit Tracker

Month ____________________

Year ____________________

Day																
1																
2																
3																
4																
5																
6																
7																
8																
9																
10																
11																
12																
13																
14																
15																
16																
17																
18																
19																
20																
21																
22																
23																
24																
25																
26																
27																
28																
29																
30																
31																

Habit Tracker

Month ______________

Year ______________

Day																
1																
2																
3																
4																
5																
6																
7																
8																
9																
10																
11																
12																
13																
14																
15																
16																
17																
18																
19																
20																
21																
22																
23																
24																
25																
26																
27																
28																
29																
30																
31																

Habit Tracker

Month ____________________

Year ____________________

Day																
1																
2																
3																
4																
5																
6																
7																
8																
9																
10																
11																
12																
13																
14																
15																
16																
17																
18																
19																
20																
21																
22																
23																
24																
25																
26																
27																
28																
29																
30																
31																

Habit Tracker

Month ____________________

Year ____________________

Day																
1																
2																
3																
4																
5																
6																
7																
8																
9																
10																
11																
12																
13																
14																
15																
16																
17																
18																
19																
20																
21																
22																
23																
24																
25																
26																
27																
28																
29																
30																
31																

Habit Tracker

Month ____________

Year ____________

Day																
1																
2																
3																
4																
5																
6																
7																
8																
9																
10																
11																
12																
13																
14																
15																
16																
17																
18																
19																
20																
21																
22																
23																
24																
25																
26																
27																
28																
29																
30																
31																

Habit Tracker

Month ______________

Year ______________

Day																
1																
2																
3																
4																
5																
6																
7																
8																
9																
10																
11																
12																
13																
14																
15																
16																
17																
18																
19																
20																
21																
22																
23																
24																
25																
26																
27																
28																
29																
30																
31																

Habit Tracker

Month ____________________

Year ____________________

Day																
1																
2																
3																
4																
5																
6																
7																
8																
9																
10																
11																
12																
13																
14																
15																
16																
17																
18																
19																
20																
21																
22																
23																
24																
25																
26																
27																
28																
29																
30																
31																

Habit Tracker

Month ____________________

Year ____________________

Day																
1																
2																
3																
4																
5																
6																
7																
8																
9																
10																
11																
12																
13																
14																
15																
16																
17																
18																
19																
20																
21																
22																
23																
24																
25																
26																
27																
28																
29																
30																
31																

Habit Tracker

Month ____________________

Year ____________________

Day																
1																
2																
3																
4																
5																
6																
7																
8																
9																
10																
11																
12																
13																
14																
15																
16																
17																
18																
19																
20																
21																
22																
23																
24																
25																
26																
27																
28																
29																
30																
31																

Habit Tracker

Month ____________________

Year ____________________

Day																
1																
2																
3																
4																
5																
6																
7																
8																
9																
10																
11																
12																
13																
14																
15																
16																
17																
18																
19																
20																
21																
22																
23																
24																
25																
26																
27																
28																
29																
30																
31																

Habit Tracker

Month ____________

Year ____________

Day																
1																
2																
3																
4																
5																
6																
7																
8																
9																
10																
11																
12																
13																
14																
15																
16																
17																
18																
19																
20																
21																
22																
23																
24																
25																
26																
27																
28																
29																
30																
31																

Habit Tracker

Month ____________________

Year ____________________

Day																
1																
2																
3																
4																
5																
6																
7																
8																
9																
10																
11																
12																
13																
14																
15																
16																
17																
18																
19																
20																
21																
22																
23																
24																
25																
26																
27																
28																
29																
30																
31																

Habit Tracker

Month ____________________

Year ____________________

Day																
1																
2																
3																
4																
5																
6																
7																
8																
9																
10																
11																
12																
13																
14																
15																
16																
17																
18																
19																
20																
21																
22																
23																
24																
25																
26																
27																
28																
29																
30																
31																

Habit Tracker

Month ______________________

Year ______________________

Day																
1																
2																
3																
4																
5																
6																
7																
8																
9																
10																
11																
12																
13																
14																
15																
16																
17																
18																
19																
20																
21																
22																
23																
24																
25																
26																
27																
28																
29																
30																
31																

Habit Tracker

Month ____________________

Year ____________________

Day																
1																
2																
3																
4																
5																
6																
7																
8																
9																
10																
11																
12																
13																
14																
15																
16																
17																
18																
19																
20																
21																
22																
23																
24																
25																
26																
27																
28																
29																
30																
31																

Habit Tracker

Month ______________

Year ______________

Day																
1																
2																
3																
4																
5																
6																
7																
8																
9																
10																
11																
12																
13																
14																
15																
16																
17																
18																
19																
20																
21																
22																
23																
24																
25																
26																
27																
28																
29																
30																
31																

Habit Tracker

Month ______________

Year ______________

Day																
1																
2																
3																
4																
5																
6																
7																
8																
9																
10																
11																
12																
13																
14																
15																
16																
17																
18																
19																
20																
21																
22																
23																
24																
25																
26																
27																
28																
29																
30																
31																

Habit Tracker

Month ______________________

Year ______________________

Day																
1																
2																
3																
4																
5																
6																
7																
8																
9																
10																
11																
12																
13																
14																
15																
16																
17																
18																
19																
20																
21																
22																
23																
24																
25																
26																
27																
28																
29																
30																
31																

Habit Tracker

Month ____________

Year ____________

Day																
1																
2																
3																
4																
5																
6																
7																
8																
9																
10																
11																
12																
13																
14																
15																
16																
17																
18																
19																
20																
21																
22																
23																
24																
25																
26																
27																
28																
29																
30																
31																

Habit Tracker

Month ____________________

Year ____________________

Day																
1																
2																
3																
4																
5																
6																
7																
8																
9																
10																
11																
12																
13																
14																
15																
16																
17																
18																
19																
20																
21																
22																
23																
24																
25																
26																
27																
28																
29																
30																
31																

Habit Tracker

Month ______________

Year ______________

Day																
1																
2																
3																
4																
5																
6																
7																
8																
9																
10																
11																
12																
13																
14																
15																
16																
17																
18																
19																
20																
21																
22																
23																
24																
25																
26																
27																
28																
29																
30																
31																

Habit Tracker

Month ________________

Year ________________

Day																
1																
2																
3																
4																
5																
6																
7																
8																
9																
10																
11																
12																
13																
14																
15																
16																
17																
18																
19																
20																
21																
22																
23																
24																
25																
26																
27																
28																
29																
30																
31																

Habit Tracker

Month ____________________

Year ____________________

Day																
1																
2																
3																
4																
5																
6																
7																
8																
9																
10																
11																
12																
13																
14																
15																
16																
17																
18																
19																
20																
21																
22																
23																
24																
25																
26																
27																
28																
29																
30																
31																

Habit Tracker

Month ____________________

Year ____________________

Day																
1																
2																
3																
4																
5																
6																
7																
8																
9																
10																
11																
12																
13																
14																
15																
16																
17																
18																
19																
20																
21																
22																
23																
24																
25																
26																
27																
28																
29																
30																
31																

Habit Tracker

Month ____________

Year ____________

Day																
1																
2																
3																
4																
5																
6																
7																
8																
9																
10																
11																
12																
13																
14																
15																
16																
17																
18																
19																
20																
21																
22																
23																
24																
25																
26																
27																
28																
29																
30																
31																

Habit Tracker

Month ____________________

Year ____________________

Day																
1																
2																
3																
4																
5																
6																
7																
8																
9																
10																
11																
12																
13																
14																
15																
16																
17																
18																
19																
20																
21																
22																
23																
24																
25																
26																
27																
28																
29																
30																
31																

Habit Tracker

Month ____________

Year ____________

Day																
1																
2																
3																
4																
5																
6																
7																
8																
9																
10																
11																
12																
13																
14																
15																
16																
17																
18																
19																
20																
21																
22																
23																
24																
25																
26																
27																
28																
29																
30																
31																

Habit Tracker

Month ____________

Year ____________

Day																
1																
2																
3																
4																
5																
6																
7																
8																
9																
10																
11																
12																
13																
14																
15																
16																
17																
18																
19																
20																
21																
22																
23																
24																
25																
26																
27																
28																
29																
30																
31																

Habit Tracker

Month ________________

Year ________________

Day																
1																
2																
3																
4																
5																
6																
7																
8																
9																
10																
11																
12																
13																
14																
15																
16																
17																
18																
19																
20																
21																
22																
23																
24																
25																
26																
27																
28																
29																
30																
31																

Habit Tracker

Month ____________________

Year ____________________

Day																
1																
2																
3																
4																
5																
6																
7																
8																
9																
10																
11																
12																
13																
14																
15																
16																
17																
18																
19																
20																
21																
22																
23																
24																
25																
26																
27																
28																
29																
30																
31																

Habit Tracker

Month ______________

Year ______________

Day																
1																
2																
3																
4																
5																
6																
7																
8																
9																
10																
11																
12																
13																
14																
15																
16																
17																
18																
19																
20																
21																
22																
23																
24																
25																
26																
27																
28																
29																
30																
31																

Habit Tracker

Month ____________________

Year ____________________

Day																
1																
2																
3																
4																
5																
6																
7																
8																
9																
10																
11																
12																
13																
14																
15																
16																
17																
18																
19																
20																
21																
22																
23																
24																
25																
26																
27																
28																
29																
30																
31																

Habit Tracker

Month ______________

Year ______________

Day																
1																
2																
3																
4																
5																
6																
7																
8																
9																
10																
11																
12																
13																
14																
15																
16																
17																
18																
19																
20																
21																
22																
23																
24																
25																
26																
27																
28																
29																
30																
31																

Habit Tracker

Month ____________________

Year ____________________

Day																
1																
2																
3																
4																
5																
6																
7																
8																
9																
10																
11																
12																
13																
14																
15																
16																
17																
18																
19																
20																
21																
22																
23																
24																
25																
26																
27																
28																
29																
30																
31																

Habit Tracker

Month ______________

Year ______________

Day																
1																
2																
3																
4																
5																
6																
7																
8																
9																
10																
11																
12																
13																
14																
15																
16																
17																
18																
19																
20																
21																
22																
23																
24																
25																
26																
27																
28																
29																
30																
31																

www.ingramcontent.com/pod-product-compliance
Lightning Source LLC
LaVergne TN
LVHW012118070526
838202LV00056B/5774
* 9 7 8 3 7 4 9 7 1 0 4 5 4 *